This book belongs to

____

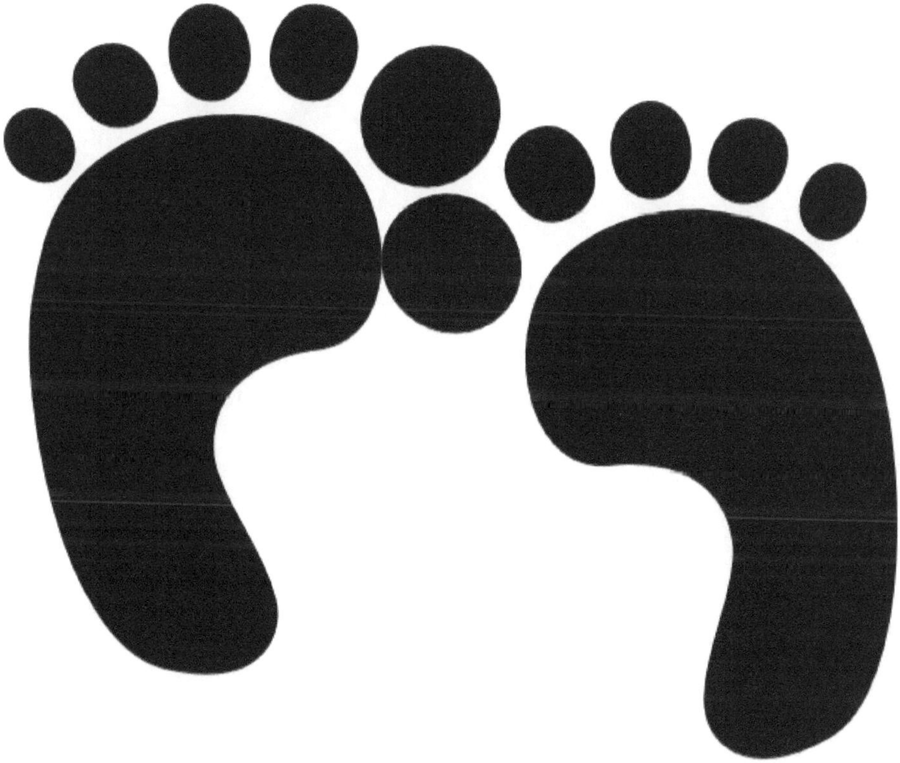

How to use this book

Congratulations on your new bundle of joy! As you embark on this new journey, I hope this little book can help you keep track of things it is easy to forget, and provide a record of your time with each specialist just in case you need to refer to what happened in the future.

The first section provides a place to record questions you may have as you prepare for an appointment with your orthopedic specialist, and to record what happened at the appointment. There are also spaces provided to record your specific brace measurements/angles, and when the next appointment needs to be made. This is especially handy as you get in to the longer time spans of three, six and twelve months between appointments. There is also space on the facing page to make notes about how things went at home, what methods you found that worked for your child, and so on so you can share with your orthopedic specialist as needed.

The second section gives you space to record the times the bracing was used each day. There is also space on the facing page to note how things went at home, what methods you found successful, and so on to refer to when you next see your orthopedic specialist.

Enjoy the journey!

Specialist Appointments

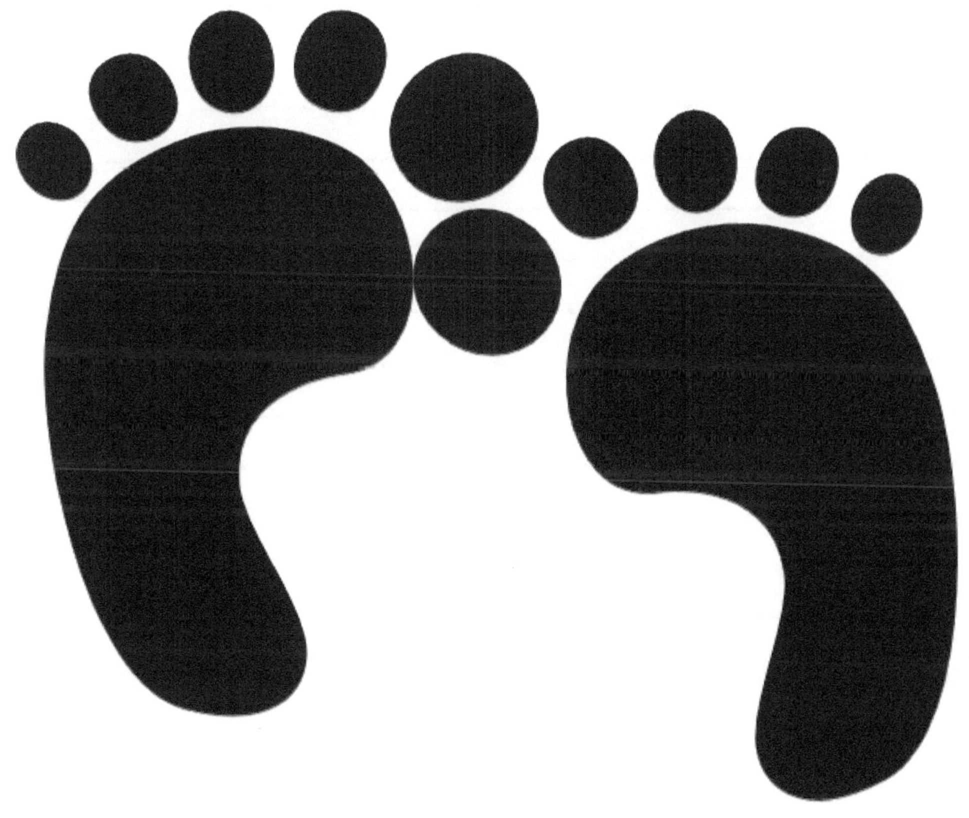

Notes, Observations, and Things We Tried

Date: _________________ Specialist: ______________________

Appointment Activity

Consult   Casting   Brace Prep   Brace Fitting

Check Up   Other:____________________

Questions:____
____
____
____
____

Specialist Comments and Recommendations:____________
____
____
____
____

Brace Settings
Left:____________________Right:____________________
Bar Length: ___________________________________

Care Notes and Wear Requirements:__________________
____
____
____

Next Appointment: ____________________________________

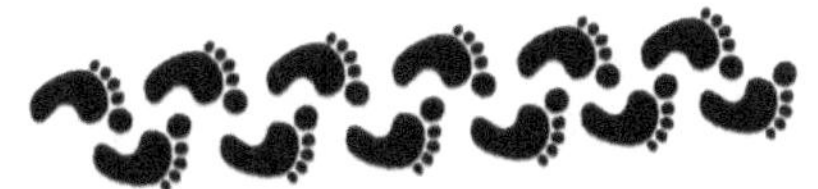

Notes, Observations, and Things We Tried

Date: _______________ Specialist: ___________________

Appointment Activity

Consult   Casting   Brace Prep   Brace Fitting

Check Up   Other:___________________

Questions:____
____
____
____
____

Specialist Comments and Recommendations:_______________
____
____
____
____

Brace Settings
Left:_____________________Right:___________________
Bar Length: ____________________________________

Care Notes and Wear Requirements:________________
____
____
____

Next Appointment: ____________________________________

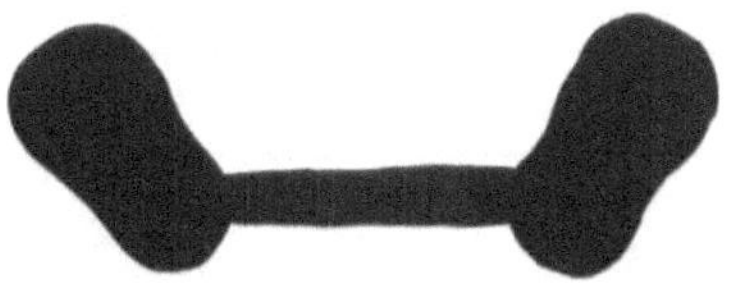

Notes, Observations, and Things We Tried

Date: _________________   Specialist: _____________________________

Appointment Activity

Consult   Casting   Brace Prep   Brace Fitting

Check Up   Other:___________________

Questions:____
____
____
____
____

Specialist Comments and Recommendations:________________
____
____
____
____

Brace Settings
Left:______________________Right:_____________________
Bar Length: ______________________________________

Care Notes and Wear Requirements:____________________
____
____
____

Next Appointment: ______________________________

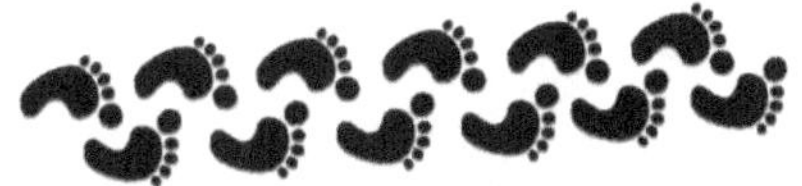

Notes, Observations, and Things We Tried

Date: _________________ Specialist: ______________________

Appointment Activity

Consult   Casting   Brace Prep   Brace Fitting

Check Up   Other:_________________________

Questions:____
____
____
____
____

Specialist Comments and Recommendations:________________
____
____
____
____

Brace Settings
Left:_____________________________Right:________________________
Bar Length: ____

Care Notes and Wear Requirements:_______________________
____
____
____

Next Appointment: ____

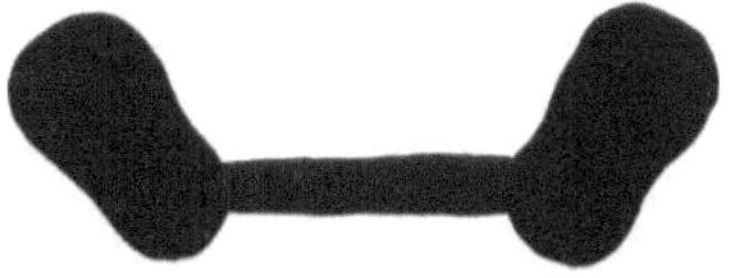

Notes, Observations, and Things We Tried

Date: _______________   Specialist: _______________________

Appointment Activity

Consult   Casting   Brace Prep   Brace Fitting

Check Up   Other:__________________

Questions:____
____
____
____
____

Specialist Comments and Recommendations:____________
____
____
____
____

Brace Settings
Left:_____________________Right:___________________
Bar Length: ______________________________________

Care Notes and Wear Requirements:________________
____
____
____

Next Appointment: _______________________________

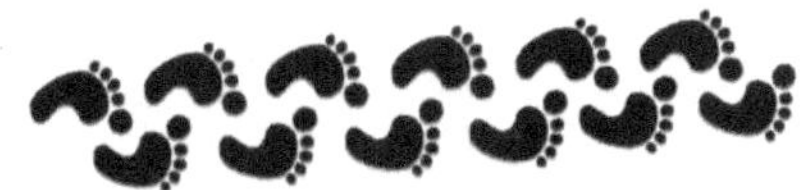

Notes, Observations, and Things We Tried

Date: _________________ Specialist: _____________________________

Appointment Activity

Consult   Casting   Brace Prep   Brace Fitting

Check Up   Other:_____________________

Questions:____
____
____
____
____

Specialist Comments and Recommendations:________________
____
____
____
____

Brace Settings
Left:___________________________Right:___________________
Bar Length: ____

Care Notes and Wear Requirements:_______________________
____
____
____

Next Appointment: ____

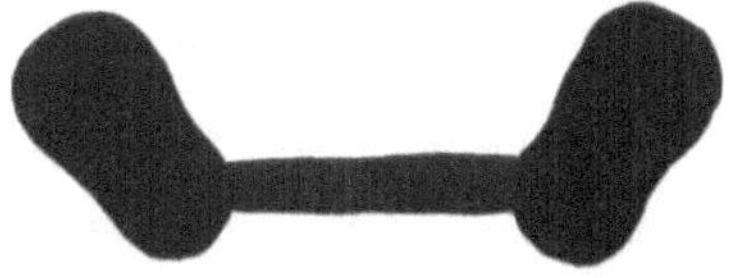

Notes, Observations, and Things We Tried

Date: ________________ Specialist: ______________________

Appointment Activity

Consult   Casting   Brace Prep   Brace Fitting

Check Up   Other:__________________

Questions:____

____

____

____

____

Specialist Comments and Recommendations:______________

____

____

____

____

Brace Settings

Left:____________________Right:____________________

Bar Length: _______________________________________

Care Notes and Wear Requirements:__________________

____

____

____

Next Appointment: _________________________________

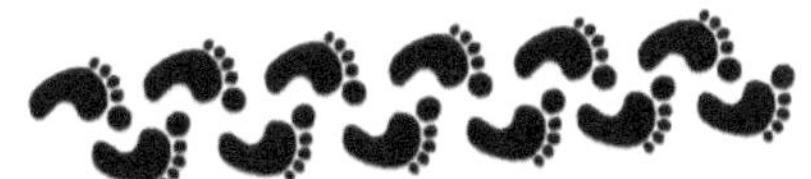

Notes, Observations, and Things We Tried

Date: _________________   Specialist: _____________________

Appointment Activity

Consult   Casting   Brace Prep   Brace Fitting

Check Up   Other:_____________________

Questions:____
____
____
____
____

Specialist Comments and Recommendations:______________
____
____
____
____

Brace Settings
Left:___________________________Right:__________________
Bar Length: ____

Care Notes and Wear Requirements:______________________
____
____
____

Next Appointment: ______________________________________

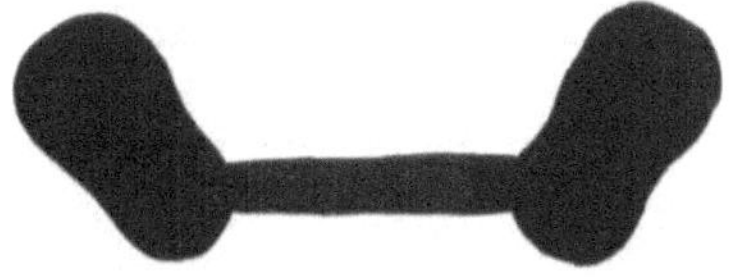

Notes, Observations, and Things We Tried

Date: ________________ Specialist: ____________________

Appointment Activity

Consult   Casting   Brace Prep   Brace Fitting

Check Up   Other:__________________

Questions:____

____

____

____

____

Specialist Comments and Recommendations:_____________

____

____

____

____

Brace Settings

Left: ____________________Right:___________________

Bar Length: ____

Care Notes and Wear Requirements:___________________

____

____

____

Next Appointment: ____________________________________

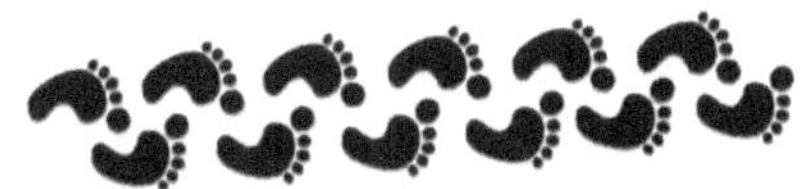

Notes, Observations, and Things We Tried

Date: _________________ Specialist: _____________________

Appointment Activity

Consult   Casting   Brace Prep   Brace Fitting

Check Up   Other:__________________

Questions:____
____
____
____
____

Specialist Comments and Recommendations:____________
____
____
____
____

Brace Settings
Left:___________________________Right:_________________
Bar Length: ______________________________________

Care Notes and Wear Requirements:__________________
____
____
____

Next Appointment: _______________________________

Notes, Observations, and Things We Tried

Date: _________________ Specialist: ______________________________

Appointment Activity

Consult   Casting   Brace Prep   Brace Fitting

Check Up   Other:__________________________

Questions:____
____
____
____
____

Specialist Comments and Recommendations:______________
____
____
____
____

Brace Settings
Left:____________________Right:__________________________
Bar Length: ____

Care Notes and Wear Requirements:___________________
____
____
____

Next Appointment: __________________________________

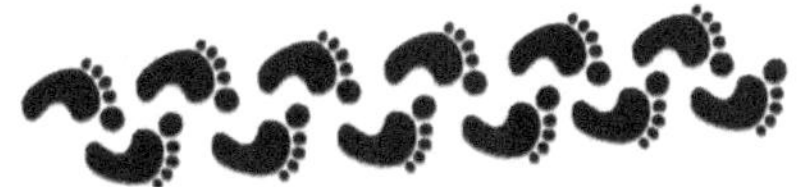

Notes, Observations, and Things We Tried

Date: _________________   Specialist: ____________________________

Appointment Activity

Consult   Casting   Brace Prep   Brace Fitting

Check Up   Other:____________________

Questions:____
____
____
____
____

Specialist Comments and Recommendations:________________
____
____
____
____

Brace Settings
Left:____________________________Right:____________________________
Bar Length: ____

Care Notes and Wear Requirements:____________________________
____
____
____

Next Appointment: ____

Notes, Observations, and Things We Tried

Date: _________________   Specialist: ______________________________

Appointment Activity

Consult   Casting   Brace Prep   Brace Fitting

Check Up   Other:______________________

Questions:____
____
____
____
____

Specialist Comments and Recommendations:________________
____
____
____
____

Brace Settings
Left:___________________________Right:____________________________
Bar Length: ____

Care Notes and Wear Requirements:________________________
____
____
____

Next Appointment: ______________________________________

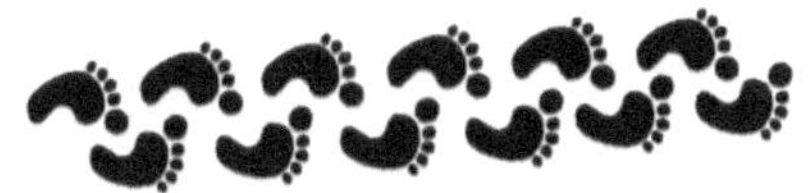

Notes, Observations, and Things We Tried

Date: ________________ Specialist: _____________________

Appointment Activity

Consult   Casting   Brace Prep   Brace Fitting

Check Up   Other:___________________

Questions:____
____
____
____
____

Specialist Comments and Recommendations:_______________
____
____
____
____

Brace Settings
Left:_____________________Right:_____________________
Bar Length: ___________________________________ _______

Care Notes and Wear Requirements:___________________
____
____
____

Next Appointment: ___________________________________

Notes, Observations, and Things We Tried

Date: _________________ Specialist: _____________________________

Appointment Activity

Consult   Casting   Brace Prep   Brace Fitting

Check Up   Other:_____________________

Questions:____
____
____
____
____

Specialist Comments and Recommendations:_______________
____
____
____
____

Brace Settings
Left:_______________________________Right:_____________________
Bar Length: ____

Care Notes and Wear Requirements:_______________________
____
____
____

Next Appointment: ____

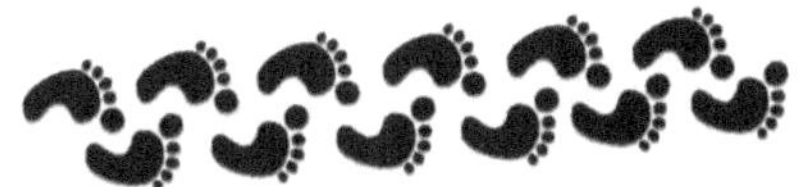

Notes, Observations, and Things We Tried

Date: ________________   Specialist: ____________________________

Appointment Activity

Consult   Casting   Brace Prep   Brace Fitting

Check Up   Other:____________________

Questions:____

____

____

____

____

Specialist Comments and Recommendations:________________

____

____

____

____

Brace Settings
Left:_______________________Right:____________________
Bar Length: ____

Care Notes and Wear Requirements:__________________________

____

____

____

Next Appointment: ______________________________________

Notes, Observations, and Things We Tried

Date: _______________ Specialist: _____________________

Appointment Activity

Consult   Casting   Brace Prep   Brace Fitting

Check Up   Other:_________________

Questions:____
____
____
____
____

Specialist Comments and Recommendations:______________
____
____
____
____

Brace Settings

Left:______________________Right:_____________________
Bar Length: ____

Care Notes and Wear Requirements:______________________
____
____
____

Next Appointment: _____________________________________

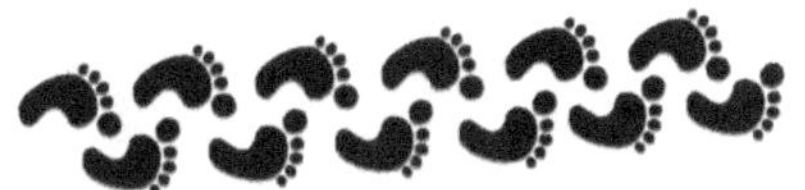

Notes, Observations, and Things We Tried

Date: _________________   Specialist: _____________________

Appointment Activity

Consult   Casting   Brace Prep   Brace Fitting

Check Up   Other:___________________

Questions:____
____
____
____
____

Specialist Comments and Recommendations:____________
____
____
____
____

Brace Settings
Left:_____________________Right:_________________
Bar Length: ______________________________________

Care Notes and Wear Requirements:________________
____
____
____

Next Appointment: ________________________________

Notes, Observations, and Things We Tried

Date: ________________ Specialist: ___________________________

Appointment Activity

Consult   Casting   Brace Prep   Brace Fitting

Check Up   Other:___________________

Questions:____
____
____
____
____

Specialist Comments and Recommendations:_______________
____
____
____
____

Brace Settings
Left:_______________________Right:__________________
Bar Length: ____

Care Notes and Wear Requirements:___________________
____
____
____

Next Appointment: ___________________________________

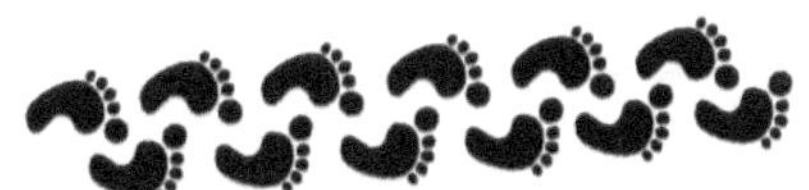

Notes, Observations, and Things We Tried

Date: ________________   Specialist: ____________________

Appointment Activity

Consult   Casting   Brace Prep   Brace Fitting

Check Up   Other:____________________

Questions:____
____
____
____
____

Specialist Comments and Recommendations:______________
____
____
____
____

Brace Settings
Left:__________________________Right:__________________
Bar Length: ____

Care Notes and Wear Requirements:____________________
____
____
____

Next Appointment: ___________________________________

Bracing Log

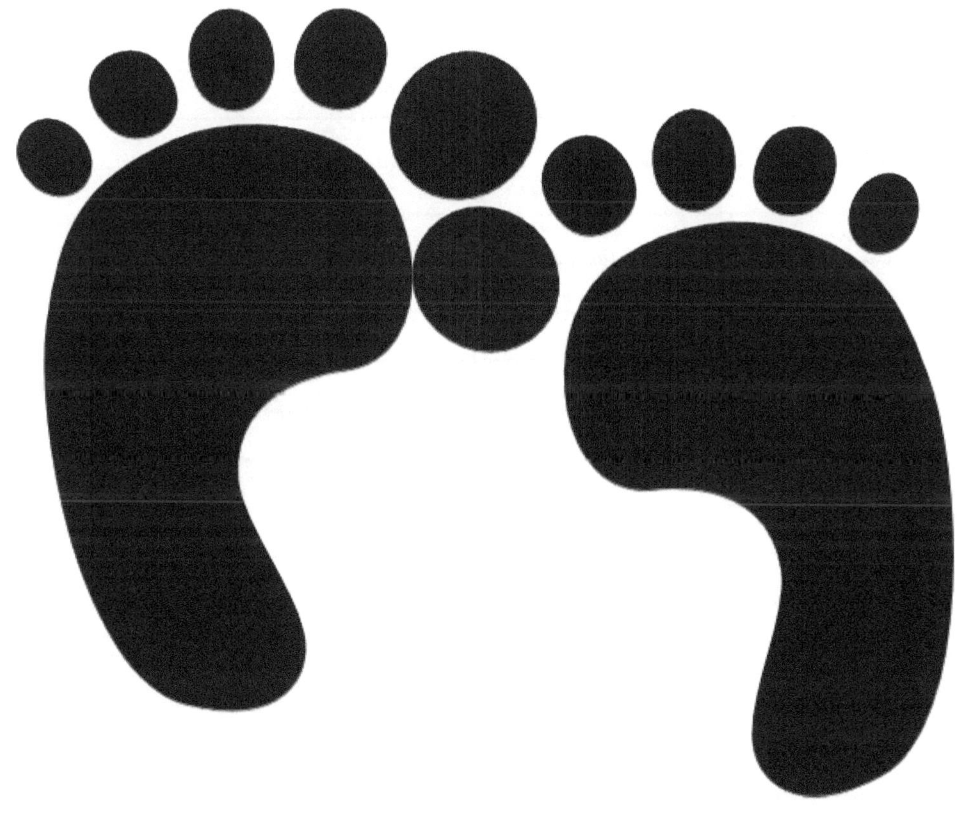

Week of:____
Sunday
From:_________ To:_________ From:_________ To:_________
Monday
From:_________ To:_________ From:_________ To:_________
Tuesday
From:_________ To:_________ From:_________ To:_________
Wednesday
From:_________ To:_________ From:_________ To:_________
Thursday
From:_________ To:_________ From:_________ To:_________
Friday
From:_________ To:_________ From:_________ To:_________
Saturday
From:_________ To:_________ From:_________ To:_________

Week of:____
Sunday
From:_________ To:_________ From:_________ To:_________
Monday
From:_________ To:_________ From:_________ To:_________
Tuesday
From:_________ To:_________ From:_________ To:_________
Wednesday
From:_________ To:_________ From:_________ To:_________
Thursday
From:_________ To:_________ From:_________ To:_________
Friday
From:_________ To:_________ From:_________ To:_________
Saturday
From:_________ To:_________ From:_________ To:_________

Notes, Observations, and Things We Tried

Week of:____
Sunday
From:_________ To:_________ From:_________ To:_________
Monday
From:_________ To:_________ From:_________ To:_________
Tuesday
From:_________ To:_________ From:_________ To:_________
Wednesday
From:_________ To:_________ From:_________ To:_________
Thursday
From:_________ To:_________ From:_________ To:_________
Friday
From:_________ To:_________ From:_________ To:_________
Saturday
From:_________ To:_________ From:_________ To:_________

Week of:____
Sunday
From:_________ To:_________ From:_________ To:_________
Monday
From:_________ To:_________ From:_________ To:_________
Tuesday
From:_________ To:_________ From:_________ To:_________
Wednesday
From:_________ To:_________ From:_________ To:_________
Thursday
From:_________ To:_________ From:_________ To:_________
Friday
From:_________ To:_________ From:_________ To:_________
Saturday
From:_________ To:_________ From:_________ To:_________

Notes, Observations, and Things We Tried

Week of:____

Sunday

From:_________ To:_________ From:_________ To:_________

Monday

From:_________ To:_________ From:_________ To:_________

Tuesday

From:_________ To:_________ From:_________ To:_________

Wednesday

From:_________ To:_________ From:_________ To:_________

Thursday

From:_________ To:_________ From:_________ To:_________

Friday

From:_________ To:_________ From:_________ To:_________

Saturday

From:_________ To:_________ From:_________ To:_________

Week of:____

Sunday

From:_________ To:_________ From:_________ To:_________

Monday

From:_________ To:_________ From:_________ To:_________

Tuesday

From:_________ To:_________ From:_________ To:_________

Wednesday

From:_________ To:_________ From:_________ To:_________

Thursday

From:_________ To:_________ From:_________ To:_________

Friday

From:_________ To:_________ From:_________ To:_________

Saturday

From:_________ To:_________ From:_________ To:_________

Notes, Observations, and Things We Tried

Week of:____
Sunday
From:________ To:________ From:________ To:________
Monday
From:________ To:________ From:________ To:________
Tuesday
From:________ To:________ From:________ To:________
Wednesday
From:________ To:________ From:________ To:________
Thursday
From:________ To:________ From:________ To:________
Friday
From:________ To:________ From:________ To:________
Saturday
From:________ To:________ From:________ To:________

Week of:____
Sunday
From:________ To:________ From:________ To:________
Monday
From:________ To:________ From:________ To:________
Tuesday
From:________ To:________ From:________ To:________
Wednesday
From:________ To:________ From:________ To:________
Thursday
From:________ To:________ From:________ To:________
Friday
From:________ To:________ From:________ To:________
Saturday
From:________ To:________ From:________ To:________

Notes, Observations, and Things We Tried

Week of:____

Sunday

From:__________   To:__________   From:__________   To:__________

Monday

From:__________   To:__________   From:__________   To:__________

Tuesday

From:__________   To:__________   From:__________   To:__________

Wednesday

From:__________   To:__________   From:__________   To:__________

Thursday

From:__________   To:__________   From:__________   To:__________

Friday

From:__________   To:__________   From:__________   To:__________

Saturday

From:__________   To:__________   From:__________   To:__________

Week of:____

Sunday

From:__________   To:__________   From:__________   To:__________

Monday

From:__________   To:__________   From:__________   To:__________

Tuesday

From:__________   To:__________   From:__________   To:__________

Wednesday

From:__________   To:__________   From:__________   To:__________

Thursday

From:__________   To:__________   From:__________   To:__________

Friday

From:__________   To:__________   From:__________   To:__________

Saturday

From:__________   To:__________   From:__________   To:__________

Week of:____

Sunday

From:__________ To:__________ From:__________ To:__________

Monday

From:__________ To:__________ From:__________ To:__________

Tuesday

From:__________ To:__________ From:__________ To:__________

Wednesday

From:__________ To:__________ From:__________ To:__________

Thursday

From:__________ To:__________ From:__________ To:__________

Friday

From:__________ To:__________ From:__________ To:__________

Saturday

From:__________ To:__________ From:__________ To:__________

Week of:____

Sunday

From:__________ To:__________ From:__________ To:__________

Monday

From:__________ To:__________ From:__________ To:__________

Tuesday

From:__________ To:__________ From:__________ To:__________

Wednesday

From:__________ To:__________ From:__________ To:__________

Thursday

From:__________ To:__________ From:__________ To:__________

Friday

From:__________ To:__________ From:__________ To:__________

Saturday

From:__________ To:__________ From:__________ To:__________

Notes, Observations, and Things We Tried

Week of:____

Sunday

From:__________ To:__________ From:__________ To:__________

Monday

From:__________ To:__________ From:__________ To:__________

Tuesday

From:__________ To:__________ From:__________ To:__________

Wednesday

From:__________ To:__________ From:__________ To:__________

Thursday

From:__________ To:__________ From:__________ To:__________

Friday

From:__________ To:__________ From:__________ To:__________

Saturday

From:__________ To:__________ From:__________ To:__________

Week of:____

Sunday

From:__________ To:__________ From:__________ To:__________

Monday

From:__________ To:__________ From:__________ To:__________

Tuesday

From:__________ To:__________ From:__________ To:__________

Wednesday

From:__________ To:__________ From:__________ To:__________

Thursday

From:__________ To:__________ From:__________ To:__________

Friday

From:__________ To:__________ From:__________ To:__________

Saturday

From:__________ To:__________ From:__________ To:__________

Notes, Observations, and Things We Tried

Week of:____
Sunday
From:_________ To:_________ From:_________ To:_________
Monday
From:_________ To:_________ From:_________ To:_________
Tuesday
From:_________ To:_________ From:_________ To:_________
Wednesday
From:_________ To:_________ From:_________ To:_________
Thursday
From:_________ To:_________ From:_________ To:_________
Friday
From:_________ To:_________ From:_________ To:_________
Saturday
From:_________ To:_________ From:_________ To:_________

Week of:____
Sunday
From:_________ To:_________ From:_________ To:_________
Monday
From:_________ To:_________ From:_________ To:_________
Tuesday
From:_________ To:_________ From:_________ To:_________
Wednesday
From:_________ To:_________ From:_________ To:_________
Thursday
From:_________ To:_________ From:_________ To:_________
Friday
From:_________ To:_________ From:_________ To:_________
Saturday
From:_________ To:_________ From:_________ To:_________

Notes, Observations, and Things We Tried

Week of:____

Sunday

From:__________   To:__________   From:__________   To:__________

Monday

From:__________   To:__________   From:__________   To:__________

Tuesday

From:__________   To:__________   From:__________   To:__________

Wednesday

From:__________   To:__________   From:__________   To:__________

Thursday

From:__________   To:__________   From:__________   To:__________

Friday

From:__________   To:__________   From:__________   To:__________

Saturday

From:__________   To:__________   From:__________   To:__________

Week of:____

Sunday

From:__________   To:__________   From:__________   To:__________

Monday

From:__________   To:__________   From:__________   To:__________

Tuesday

From:__________   To:__________   From:__________   To:__________

Wednesday

From:__________   To:__________   From:__________   To:__________

Thursday

From:__________   To:__________   From:__________   To:__________

Friday

From:__________   To:__________   From:__________   To:__________

Saturday

From:__________   To:__________   From:__________   To:__________

Notes, Observations, and Things We Tried

Week of:____
Sunday
From:_________ To:_________ From:_________ To:_________
Monday
From:_________ To:_________ From:_________ To:_________
Tuesday
From:_________ To:_________ From:_________ To:_________
Wednesday
From:_________ To:_________ From:_________ To:_________
Thursday
From:_________ To:_________ From:_________ To:_________
Friday
From:_________ To:_________ From:_________ To:_________
Saturday
From:_________ To:_________ From:_________ To:_________

Week of:____
Sunday
From:_________ To:_________ From:_________ To:_________
Monday
From:_________ To:_________ From:_________ To:_________
Tuesday
From:_________ To:_________ From:_________ To:_________
Wednesday
From:_________ To:_________ From:_________ To:_________
Thursday
From:_________ To:_________ From:_________ To:_________
Friday
From:_________ To:_________ From:_________ To:_________
Saturday
From:_________ To:_________ From:_________ To:_________

Notes, Observations, and Things We Tried

Week of:____
Sunday
From:__________ To:__________ From:__________ To:__________
Monday
From:__________ To:__________ From:__________ To:__________
Tuesday
From:__________ To:__________ From:__________ To:__________
Wednesday
From:__________ To:__________ From:__________ To:__________
Thursday
From:__________ To:__________ From:__________ To:__________
Friday
From:__________ To:__________ From:__________ To:__________
Saturday
From:__________ To:__________ From:__________ To:__________

Week of:____
Sunday
From:__________ To:__________ From:__________ To:__________
Monday
From:__________ To:__________ From:__________ To:__________
Tuesday
From:__________ To:__________ From:__________ To:__________
Wednesday
From:__________ To:__________ From:__________ To:__________
Thursday
From:__________ To:__________ From:__________ To:__________
Friday
From:__________ To:__________ From:__________ To:__________
Saturday
From:__________ To:__________ From:__________ To:__________

Notes, Observations, and Things We Tried

Week of:____

Sunday

From:_________ To:_________ From:_________ To:_________

Monday

From:_________ To:_________ From:_________ To:_________

Tuesday

From:_________ To:_________ From:_________ To:_________

Wednesday

From:_________ To:_________ From:_________ To:_________

Thursday

From:_________ To:_________ From:_________ To:_________

Friday

From:_________ To:_________ From:_________ To:_________

Saturday

From:_________ To:_________ From:_________ To:_________

Week of:____

Sunday

From:_________ To:_________ From:_________ To:_________

Monday

From:_________ To:_________ From:_________ To:_________

Tuesday

From:_________ To:_________ From:_________ To:_________

Wednesday

From:_________ To:_________ From:_________ To:_________

Thursday

From:_________ To:_________ From:_________ To:_________

Friday

From:_________ To:_________ From:_________ To:_________

Saturday

From:_________ To:_________ From:_________ To:_________

Week of:____

Sunday

From:_________ To:_________ From:_________ To:_________

Monday

From:_________ To:_________ From:_________ To:_________

Tuesday

From:_________ To:_________ From:_________ To:_________

Wednesday

From:_________ To:_________ From:_________ To:_________

Thursday

From:_________ To:_________ From:_________ To:_________

Friday

From:_________ To:_________ From:_________ To:_________

Saturday

From:_________ To:_________ From:_________ To:_________

Week of:____

Sunday

From:_________ To:_________ From:_________ To:_________

Monday

From:_________ To:_________ From:_________ To:_________

Tuesday

From:_________ To:_________ From:_________ To:_________

Wednesday

From:_________ To:_________ From:_________ To:_________

Thursday

From:_________ To:_________ From:_________ To:_________

Friday

From:_________ To:_________ From:_________ To:_________

Saturday

From:_________ To:_________ From:_________ To:_________

Notes, Observations, and Things We Tried

Week of:____
Sunday
From:_________ To:_________ From:_________ To:_________
Monday
From:_________ To:_________ From:_________ To:_________
Tuesday
From:_________ To:_________ From:_________ To:_________
Wednesday
From:_________ To:_________ From:_________ To:_________
Thursday
From:_________ To:_________ From:_________ To:_________
Friday
From:_________ To:_________ From:_________ To:_________
Saturday
From:_________ To:_________ From:_________ To:_________

Week of:____
Sunday
From:_________ To:_________ From:_________ To:_________
Monday
From:_________ To:_________ From:_________ To:_________
Tuesday
From:_________ To:_________ From:_________ To:_________
Wednesday
From:_________ To:_________ From:_________ To:_________
Thursday
From:_________ To:_________ From:_________ To:_________
Friday
From:_________ To:_________ From:_________ To:_________
Saturday
From:_________ To:_________ From:_________ To:_________

Notes, Observations, and Things We Tried

Week of:____
Sunday
From:_________ To:_________ From:_________ To:_________
Monday
From:_________ To:_________ From:_________ To:_________
Tuesday
From:_________ To:_________ From:_________ To:_________
Wednesday
From:_________ To:_________ From:_________ To:_________
Thursday
From:_________ To:_________ From:_________ To:_________
Friday
From:_________ To:_________ From:_________ To:_________
Saturday
From:_________ To:_________ From:_________ To:_________

Week of:____
Sunday
From:_________ To:_________ From:_________ To:_________
Monday
From:_________ To:_________ From:_________ To:_________
Tuesday
From:_________ To:_________ From:_________ To:_________
Wednesday
From:_________ To:_________ From:_________ To:_________
Thursday
From:_________ To:_________ From:_________ To:_________
Friday
From:_________ To:_________ From:_________ To:_________
Saturday
From:_________ To:_________ From:_________ To:_________

Notes, Observations, and Things We Tried

Week of:____

Sunday
From:__________ To:__________ From:__________ To:__________

Monday
From:__________ To:__________ From:__________ To:__________

Tuesday
From:__________ To:__________ From:__________ To:__________

Wednesday
From:__________ To:__________ From:__________ To:__________

Thursday
From:__________ To:__________ From:__________ To:__________

Friday
From:__________ To:__________ From:__________ To:__________

Saturday
From:__________ To:__________ From:__________ To:__________

Week of:____

Sunday
From:__________ To:__________ From:__________ To:__________

Monday
From:__________ To:__________ From:__________ To:__________

Tuesday
From:__________ To:__________ From:__________ To:__________

Wednesday
From:__________ To:__________ From:__________ To:__________

Thursday
From:__________ To:__________ From:__________ To:__________

Friday
From:__________ To:__________ From:__________ To:__________

Saturday
From:__________ To:__________ From:__________ To:__________

Notes, Observations, and Things We Tried

Week of:____
Sunday
From:_________ To:_________ From:_________ To:_________
Monday
From:_________ To:_________ From:_________ To:_________
Tuesday
From:_________ To:_________ From:_________ To:_________
Wednesday
From:_________ To:_________ From:_________ To:_________
Thursday
From:_________ To:_________ From:_________ To:_________
Friday
From:_________ To:_________ From:_________ To:_________
Saturday
From:_________ To:_________ From:_________ To:_________

Week of:____
Sunday
From:_________ To:_________ From:_________ To:_________
Monday
From:_________ To:_________ From:_________ To:_________
Tuesday
From:_________ To:_________ From:_________ To:_________
Wednesday
From:_________ To:_________ From:_________ To:_________
Thursday
From:_________ To:_________ From:_________ To:_________
Friday
From:_________ To:_________ From:_________ To:_________
Saturday
From:_________ To:_________ From:_________ To:_________

Notes, Observations, and Things We Tried

Week of:____

Sunday
From:__________ To:__________ From:__________ To:__________

Monday
From:__________ To:__________ From:__________ To:__________

Tuesday
From:__________ To:__________ From:__________ To:__________

Wednesday
From:__________ To:__________ From:__________ To:__________

Thursday
From:__________ To:__________ From:__________ To:__________

Friday
From:__________ To:__________ From:__________ To:__________

Saturday
From:__________ To:__________ From:__________ To:__________

Week of:____

Sunday
From:__________ To:__________ From:__________ To:__________

Monday
From:__________ To:__________ From:__________ To:__________

Tuesday
From:__________ To:__________ From:__________ To:__________

Wednesday
From:__________ To:__________ From:__________ To:__________

Thursday
From:__________ To:__________ From:__________ To:__________

Friday
From:__________ To:__________ From:__________ To:__________

Saturday
From:__________ To:__________ From:__________ To:__________

Notes, Observations, and Things We Tried

Week of:____

Sunday

From:__________   To:__________   From:__________   To:__________

Monday

From:__________   To:__________   From:__________   To:__________

Tuesday

From:__________   To:__________   From:__________   To:__________

Wednesday

From:__________   To:__________   From:__________   To:__________

Thursday

From:__________   To:__________   From:__________   To:__________

Friday

From:__________   To:__________   From:__________   To:__________

Saturday

From:__________   To:__________   From:__________   To:__________

Week of:____

Sunday

From:__________   To:__________   From:__________   To:__________

Monday

From:__________   To:__________   From:__________   To:__________

Tuesday

From:__________   To:__________   From:__________   To:__________

Wednesday

From:__________   To:__________   From:__________   To:__________

Thursday

From:__________   To:__________   From:__________   To:__________

Friday

From:__________   To:__________   From:__________   To:__________

Saturday

From:__________   To:__________   From:__________   To:__________

Week of:____

Sunday

From:__________   To:__________   From:__________   To:__________

Monday

From:__________   To:__________   From:__________   To:__________

Tuesday

From:__________   To:__________   From:__________   To:__________

Wednesday

From:__________   To:__________   From:__________   To:__________

Thursday

From:__________   To:__________   From:__________   To:__________

Friday

From:__________   To:__________   From:__________   To:__________

Saturday

From:__________   To:__________   From:__________   To:__________

Week of:____

Sunday

From:__________   To:__________   From:__________   To:__________

Monday

From:__________   To:__________   From:__________   To:__________

Tuesday

From:__________   To:__________   From:__________   To:__________

Wednesday

From:__________   To:__________   From:__________   To:__________

Thursday

From:__________   To:__________   From:__________   To:__________

Friday

From:__________   To:__________   From:__________   To:__________

Saturday

From:__________   To:__________   From:__________   To:__________

Notes, Observations, and Things We Tried

Week of:_____________________________________

Sunday

From:_________ To:_________ From:_________ To:_________

Monday

From:_________ To:_________ From:_________ To:_________

Tuesday

From:_________ To:_________ From:_________ To:_________

Wednesday

From:_________ To:_________ From:_________ To:_________

Thursday

From:_________ To:_________ From:_________ To:_________

Friday

From:_________ To:_________ From:_________ To:_________

Saturday

From:_________ To:_________ From:_________ To:_________

Week of:_____________________________________

Sunday

From:_________ To:_________ From:_________ To:_________

Monday

From:_________ To:_________ From:_________ To:_________

Tuesday

From:_________ To:_________ From:_________ To:_________

Wednesday

From:_________ To:_________ From:_________ To:_________

Thursday

From:_________ To:_________ From:_________ To:_________

Friday

From:_________ To:_________ From:_________ To:_________

Saturday

From:_________ To:_________ From:_________ To:_________

Notes, Observations, and Things We Tried

Week of:____
Sunday
From:__________ To:__________ From:__________ To:__________
Monday
From:__________ To:__________ From:__________ To:__________
Tuesday
From:__________ To:__________ From:__________ To:__________
Wednesday
From:__________ To:__________ From:__________ To:__________
Thursday
From:__________ To:__________ From:__________ To:__________
Friday
From:__________ To:__________ From:__________ To:__________
Saturday
From:__________ To:__________ From:__________ To:__________

Week of:____
Sunday
From:__________ To:__________ From:__________ To:__________
Monday
From:__________ To:__________ From:__________ To:__________
Tuesday
From:__________ To:__________ From:__________ To:__________
Wednesday
From:__________ To:__________ From:__________ To:__________
Thursday
From:__________ To:__________ From:__________ To:__________
Friday
From:__________ To:__________ From:__________ To:__________
Saturday
From:__________ To:__________ From:__________ To:__________

Notes, Observations, and Things We Tried

Week of:_______________________________________
Sunday
From:_________ To:_________ From:_________ To:_________
Monday
From:_________ To:_________ From:_________ To:_________
Tuesday
From:_________ To:_________ From:_________ To:_________
Wednesday
From:_________ To:_________ From:_________ To:_________
Thursday
From:_________ To:_________ From:_________ To:_________
Friday
From:_________ To:_________ From:_________ To:_________
Saturday
From:_________ To:_________ From:_________ To:_________

Week of:_______________________________________
Sunday
From:_________ To:_________ From:_________ To:_________
Monday
From:_________ To:_________ From:_________ To:_________
Tuesday
From:_________ To:_________ From:_________ To:_________
Wednesday
From:_________ To:_________ From:_________ To:_________
Thursday
From:_________ To:_________ From:_________ To:_________
Friday
From:_________ To:_________ From:_________ To:_________
Saturday
From:_________ To:_________ From:_________ To:_________

Notes, Observations, and Things We Tried

Week of:____
Sunday
From:__________ To:__________ From:__________ To:__________
Monday
From:__________ To:__________ From:__________ To:__________
Tuesday
From:__________ To:__________ From:__________ To:__________
Wednesday
From:__________ To:__________ From:__________ To:__________
Thursday
From:__________ To:__________ From:__________ To:__________
Friday
From:__________ To:__________ From:__________ To:__________
Saturday
From:__________ To:__________ From:__________ To:__________

Week of:____
Sunday
From:__________ To:__________ From:__________ To:__________
Monday
From:__________ To:__________ From:__________ To:__________
Tuesday
From:__________ To:__________ From:__________ To:__________
Wednesday
From:__________ To:__________ From:__________ To:__________
Thursday
From:__________ To:__________ From:__________ To:__________
Friday
From:__________ To:__________ From:__________ To:__________
Saturday
From:__________ To:__________ From:__________ To:__________

Notes, Observations, and Things We Tried

Week of:____
Sunday
From:_________ To:_________ From:_________ To:_________
Monday
From:_________ To:_________ From:_________ To:_________
Tuesday
From:_________ To:_________ From:_________ To:_________
Wednesday
From:_________ To:_________ From:_________ To:_________
Thursday
From:_________ To:_________ From:_________ To:_________
Friday
From:_________ To:_________ From:_________ To:_________
Saturday
From:_________ To:_________ From:_________ To:_________

Week of:____
Sunday
From:_________ To:_________ From:_________ To:_________
Monday
From:_________ To:_________ From:_________ To:_________
Tuesday
From:_________ To:_________ From:_________ To:_________
Wednesday
From:_________ To:_________ From:_________ To:_________
Thursday
From:_________ To:_________ From:_________ To:_________
Friday
From:_________ To:_________ From:_________ To:_________
Saturday
From:_________ To:_________ From:_________ To:_________

Notes, Observations, and Things We Tried

Week of:____
Sunday
From:________ To:________ From:________ To:________
Monday
From:________ To:________ From:________ To:________
Tuesday
From:________ To:________ From:________ To:________
Wednesday
From:________ To:________ From:________ To:________
Thursday
From:________ To:________ From:________ To:________
Friday
From:________ To:________ From:________ To:________
Saturday
From:________ To:________ From:________ To:________

Week of:____
Sunday
From:________ To:________ From:________ To:________
Monday
From:________ To:________ From:________ To:________
Tuesday
From:________ To:________ From:________ To:________
Wednesday
From:________ To:________ From:________ To:________
Thursday
From:________ To:________ From:________ To:________
Friday
From:________ To:________ From:________ To:________
Saturday
From:________ To:________ From:________ To:________